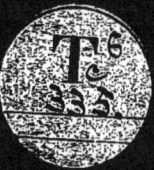

CONGRÈS INTERNATIONAL DES SCIENCES GÉOGRAPHIQUES

TENU A PARIS EN 1889

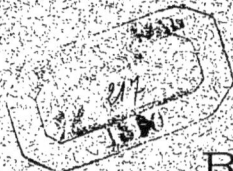

RAPPORTS

ENTRE

L'HUMIDITÉ DU SOL ET L'IMPALUDISME

A SOUK-EL-ARBA

PAR M. LE Dᵣ CARTON

Médecin aide-major des hôpitaux militaires de Tunisie
Membre correspondant de la Société de Géographie de Lille, membre titulaire de
la Société géologique du Nord

(*)

PARIS

BIBLIOTHÈQUE DES ANNALES ÉCONOMIQUES

SOCIÉTÉ D'ÉDITIONS SCIENTIFIQUES

4, Rue Antoine-Dubois, 4

PLACE DE L'ÉCOLE-DE-MÉDECINE

1890

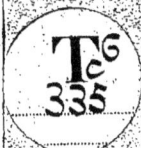

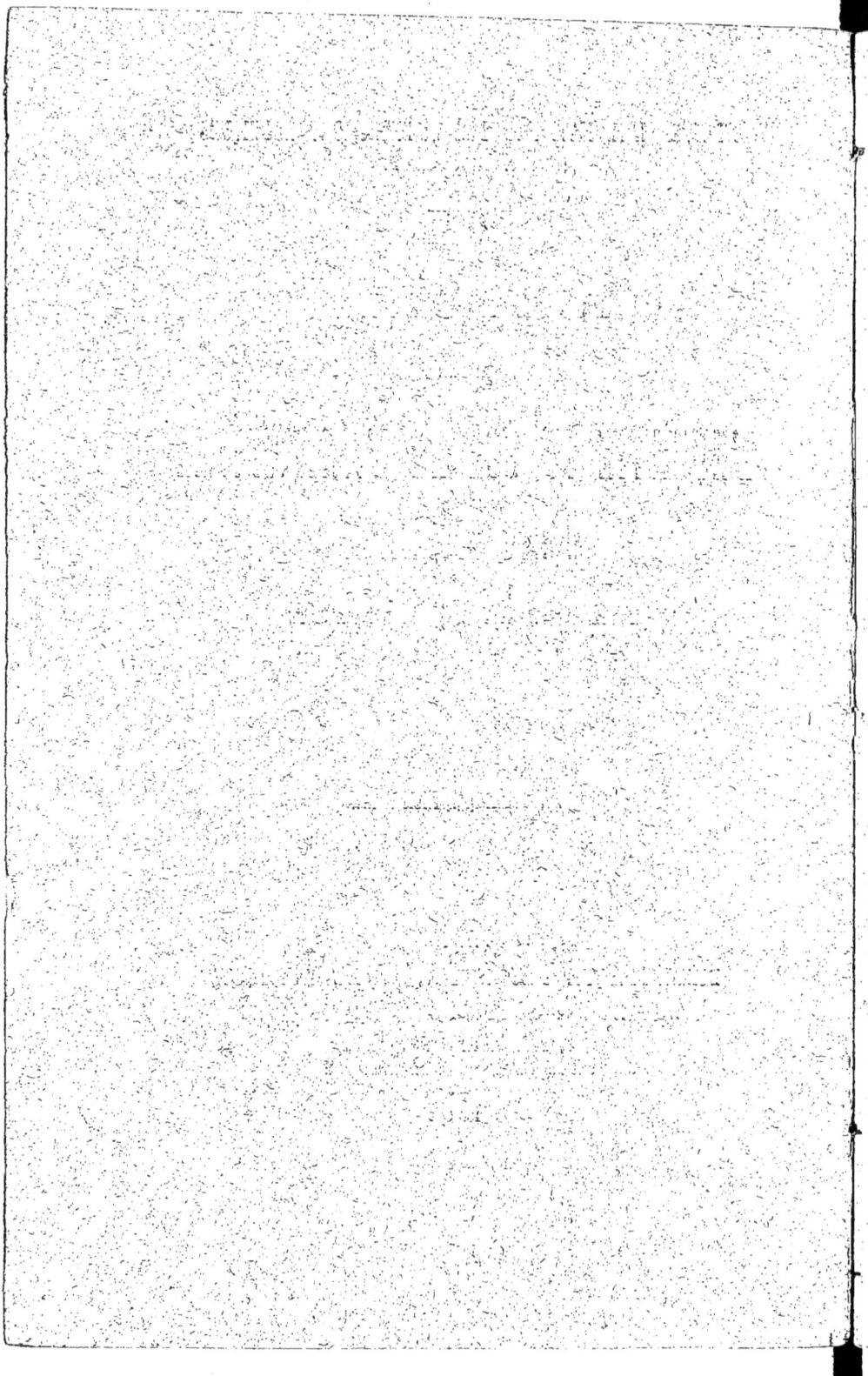

CONGRÈS INTERNATIONAL DES SCIENCES GÉOGRAPHIQUES

TENU A PARIS EN 1889

RAPPORTS

ENTRE

L'HUMIDITÉ DU SOL ET L'IMPALUDISME

A SOUK-EL-ARBA

PAR M. LE D' CARTON

Médecin aide-major des hôpitaux militaires de Tunisie
Membre correspondant de la Société de Géographie de Lille, membre titulaire de
la Société géologique du Nord

—·—·—·—·—

PARIS

BIBLIOTHÈQUE DES *ANNALES ÉCONOMIQUES*

SOCIÉTÉ D'ÉDITIONS SCIENTIFIQUES

4, Rue Antoine-Dubois, 4

PLACE DE L'ÉCOLE-DE-MÉDECINE

—

1890

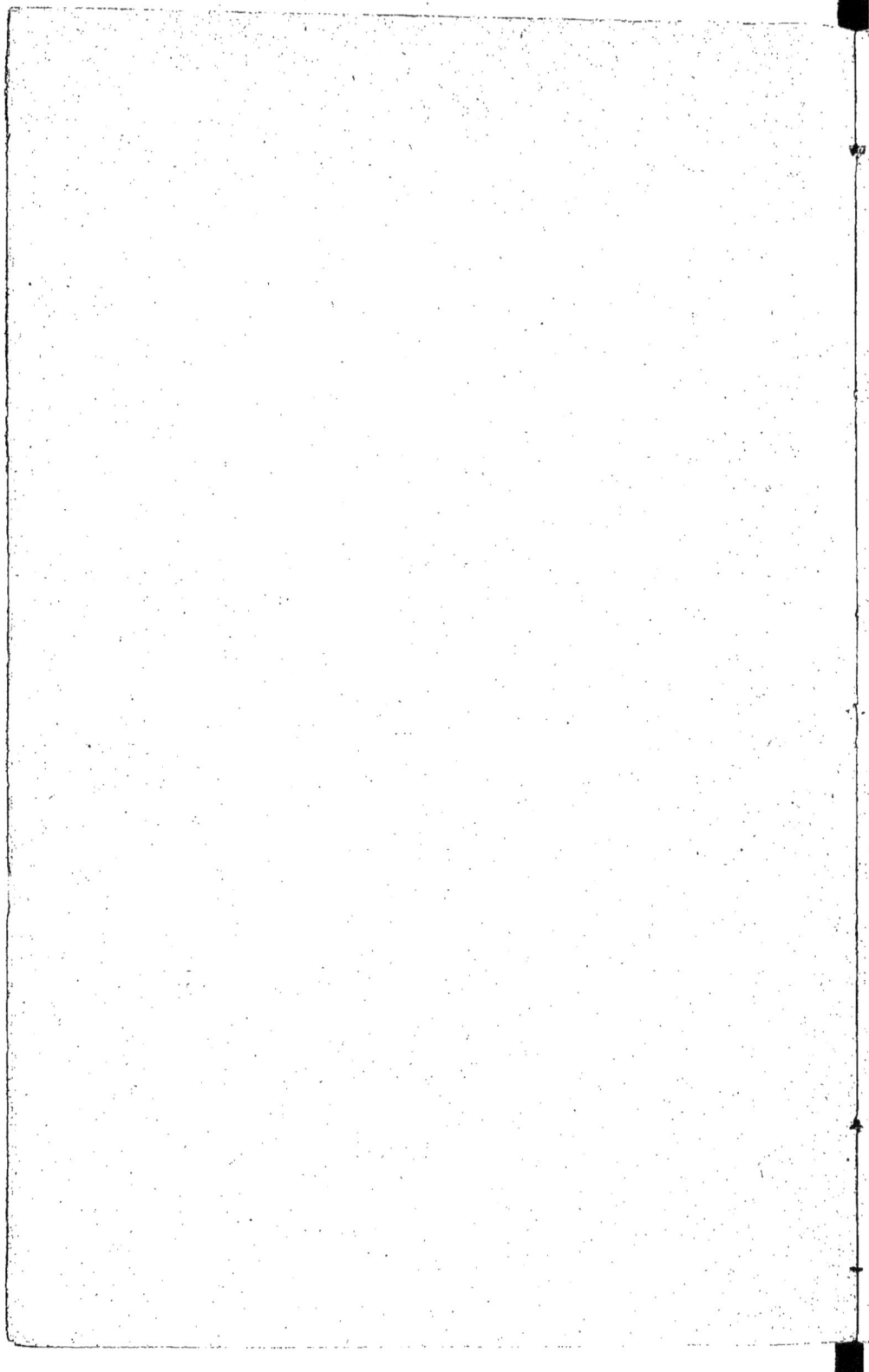

RAPPORTS

ENTRE

L'HUMIDITÉ DU SOL ET L'IMPALUDISME

A SOUK-EL-ARBA

Ayant eu l'occasion de passer près d'un an à Souk-el-Arba, dans le poste réputé le plus insalubre de la Tunisie au point de vue de l'impaludisme, j'ai cru intéressant de grouper et de présenter au Congrès un ensemble de faits qui ajouteront peut-être quelque intérêt à la question. Mon but n'est pas plus élevé et je me contenterai d'exposer brièvement ces documents.

Le poste de Souk-el-Arba est placé au centre d'une plaine aussi malsaine qu'elle est fertile. Les montagnes qui l'entourent la transforment en une vaste cuvette, humide l'hiver, surchauffée en été. Cette plaine est recouverte dans toute son étendue, par une épaisse couche d'alluvions formant à la surface du sol un revêtement difficilement perméable aux précipitations atmosphériques.

Cette contrée est une des plus humides de la région et, en hiver, il n'y a, pour ainsi dire, pas de jour sans pluie. Enfin, la pente y est presque nulle, et on trouve en de nombreux points des dépressions sans issue, où l'eau s'accumule durant plusieurs mois.

Pluies abondantes, sol imperméable et sans pente, cela suffit pour donner une humidité considérable durant huit mois de l'année. La chaleur venant s'ajouter à ces facteurs, les causes nécessaires à l'éclosion de l'impaludisme se trouvent réunies.

J'ajouterai que la Medjerdah, rivière sujette à des crues subites et considérables, durant lesquelles elle dépose une vase abondante sur ses rives, passe à quelque pas du camp, à quelques mètres du village,

Enfin, à six kilomètres de là, est un vaste marais presque à sec en été et que l'on accuse d'être un des principaux agents de l'impaludisme à Souk-el-Arba.

Si l'on compare entre eux les trois facteurs qui ont été incriminés, on écarte tout d'abord le dernier.

Les connaissances actuelles sur le mode de transport du germe de la malaria ne permettent pas d'admettre que le marais ait quelque action sur la constitution médicale de Souk-el-Arba.

Quant à la Medjerdah, quelque dangereux que paraisse son voisinage, je ne pense pas que son influence soit bien néfaste. Plusieurs bourgs établis dans la plaine ou dans des plaines situées dans des conditions analogues : Béja, Ghardimaou, etc., paient, comme Souk-el-Arba, un fort tribut à la fièvre paludéenne et ils ne sont pas cependant voisins de la rivière. Le détachement de pontonniers établi sur les bords même de la Medjerdah, et dont un homme est toujours de planton, la nuit, dans une hutte de joncs adossée à la berge, n'a pas fourni, durant son dernier séjour, au moment des pluies, un seul cas de fièvre. Les années précédentes, les cas qui s'y sont présentés ont été extrêmement rares.

Ces faits s'expliquent d'une façon assez satisfaisante, si l'on considère le grand poids du germe de l'impaludisme et la hauteur des berges de la Medjerdah, qui est de sept à huit mètres.

Reste donc la première cause à invoquer : l'abondance des pluies qui, vu le manque d'inclinaison et de perméabilité du sol, rend sa surface perpétuellement humide pendant les mois de pluie.

Aussi les rues du village sont-elles, durant l'hiver, pleines d'une boue épaisse; la circulation y est presque impossible et les voitures s'y enfoncent littéralement jusqu'à l'essieu.

La population civile présente, par suite, de nombreux cas d'impaludisme; mais les habitants, connaissant la nature de leur affection, ne font pas appel au médecin, à moins de cas graves : ils vont acheter de la quinine. Il est donc difficile de se faire une idée exacte de la morbidité dans l'élément civil.

En ce qui concerne l'élément militaire, les observations remontant déjà à près de trois ans ont pu être beaucoup plus précises et fournissent d'utiles renseignements.

Lors de l'installation du camp, la fièvre sévissait avec une grande intensité. Les routes n'y étaient ni empierrées ni bordées de rigoles; un large et profond fossé, autour du camp, recueillait et gardait l'eau jusque durant les grandes chaleurs. On ne doit donc plus s'étonner de ce qu'en 1886-87, la compagnie du train ait présenté 1,280 cas de maladies parmi lesquels l'impaludisme figurait au premier rang. C'était au point que pas un seul homme ne put, à un moment donné, faire son service, et qu'on dut faire soigner les bêtes par un détachement de zouaves. L'autorité militaire, justement émue d'un tel état de choses, prit immédiatement des mesures pour améliorer la situation : on combla le fossé, on planta des eucalyptus autour du camp, on suréleva et on empierra les routes, on borda celles-ci de rigoles d'écoulement.

Le résultat de ces travaux ne se fit pas attendre; en 1887-88, le nombre des malades était déjà moindre (1161). L'existence, à la compagnie, de beaucoup d'anciens paludéens a empêché cependant la diminution d'être d'abord bien sensible. Ce n'est qu'après le départ d'une grande partie de ceux-ci et l'arrivée d'un contingent nouveau, que la morbidité diminua considérablement et que, de 561 hommes traités antérieurement pour impaludisme, le chiffre s'abaissa en 1888-89 à 384. En même temps, les accès sont moins longs et moins violents, et 22 d'entre eux ont été traités à l'infirmerie ou à l'hôpital, au lieu de 92.

Il faut remarquer toutefois que cette amélioration ne doit peut-être pas être attribuée exclusivement aux travaux faits à l'intérieur du camp et que les phénomènes météorologiques y ont une certaine part.

La première de ces deux années avait été remarquablement pluvieuse. Il y avait longtemps que les crues de la Medjerdah, qui a menacé un moment d'inonder le pays et a emporté plusieurs ponts, n'avaient été aussi violentes. L'année suivante a été d'une telle sécheresse que presque toutes les récoltes n'ont pu arriver à maturité.

Quoi qu'il en soit, on doit attribuer à l'aménagement du sol l'amélioration constante de l'état sanitaire, et, en 1889, le nombre des cas de malaria s'arrêtera à un chiffre relativement peu élevé.

Pour compléter ces renseignements, j'ajouterai que, depuis le mois de février de cette année, un observatoire météorologique a été créé à Souk-el-Arba. Les courbes ci-jointes mettent en regard la chute pluviale et la température quotidienne, d'une part, et d'autre part, le nombre des accès de fièvre par jour. Étant donné l'imperméabilité du sol et les quelques imperfections qui subsistent encore dans son aménagement, malgré les grands travaux entrepris, on peut admettre que les données fournies par le pluviomètre et par le thermomètre, oscillent parallèlement à la plus ou moins grande humidité de la surface.

L'étude des premières, plus accessible aux moyens d'exploration, pourra donc remplacer les données fournies par la seconde, dans la comparaison de l'impaludisme avec elle.

L'examen des courbes montre que, durant les six mois d'observation, c'est, d'une façon générale, au printemps que l'impaludisme sévit le plus violemment, c'est-à-dire à l'époque où, d'une part, la pluie est abondante, et, où, de l'autre, les chaleurs commencent à se montrer.

On remarque aussi que, durant les périodes pluvieuses, le nombre des fièvres diminue pour augmenter d'une façon brusque après la cessation des pluies et retomber ensuite à un niveau qui reste supérieur à celui des jours de pluie.

C'est ainsi que, vers le 8 février, il y a eu une période de treize jours sans pluie, après les pluies abondantes du mois de janvier; les fiévreux atteignent alors le nombre de cinq par jour; arrive une pluie qui dure à peu près jusqu'à la fin du mois, le nombre des paludéens s'abaisse immédiatement.

Au commencement de mars, les pluies cessent, et la courbe de l'impaludisme s'élève brusquement jusqu'au chiffre de dix malades par jour, pour s'abaisser de nouveau à l'arrivée des pluies, vers la fin du mois, et ainsi de suite.

Il est évident que, dans le détail, il y a des oscillations dues à des agents souvent difficiles à déterminer, mais le phénomène pluie est celui qui imprime aux courbes une marche caractéristique. Durant les chaleurs de mai et juin, les pluies étant rares, l'humidité du sol a moins d'action, et c'est la chaleur qui influe le plus sur les oscillations de la courbe.

Quand la pluie survient en été, ces deux éléments se combinent et provoquent de grandes oscillations. C'est ainsi que, vers le 10 juin, tombe une pluie qui dure plusieurs jours; en même temps, la température s'abaisse de 28° à 17° et le nombre des fièvres devient nul durant cinq jours.

Le lendemain de la cessation définitive de la pluie, le thermomètre s'élève graduellement pour atteindre, en six jours, la moyenne de 30° et un maximum de 42°, et le chiffre des paludéens s'élève en même temps pour former une courbe qui se soutient à un niveau élevé durant onze jours après la pluie, jusqu'à dessication du sol.

Vient enfin, en juillet, la sécheresse absolue, et, la chaleur ne pouvant agir sur un sol humide, l'impaludisme devient très rare.

On voit d'après ces renseignements, malheureusement trop courts, les avantages que l'hygiène retirera de la création, à Souk-el-Arba, d'un observatoire météorologique fonctionnant par les soins du médecin du poste. Mon seul regret est de ne pouvoir présenter un ensemble de documents plus considérable, à cause de la création toute récente de cet observatoire.

Mais, même dans ces conditions, l'examen des courbes montre une fois de plus l'influence de l'humidité du sol sur l'impaludisme, influence qui devient encore plus considérable quand elle se combine avec l'action de la chaleur.

Cela prouve, chose que l'expérience nous a déjà apprise en Algérie, combien l'homme peut modifier à son avantage les mauvaises conditions hygiéniques du sol, et arriver à se créer un milieu à peu près sain dans les points réputés les plus insalubres.

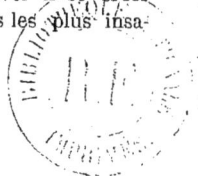

Le Mans. — Typographie Edmond MONNOYER.

84

PUBLICATIONS DES « ANNALES ECONOMIQUES »

Le TARIF des DOUANES FRANÇAISES et COLONIALES

Pour 1889

Le Tarif des Douanes Françaises et Coloniales contient les renseignements fiscaux indispensables aux commerçants et aux industriels. Ce
volume de 400 pages peut, en raison de son format, être consulté commodé-
ment; la division par chapitres facilite les recherches; il renferme l'indication
des taxes en vigueur, les règlements appliqués en France, en Algérie, en
Corse, en Tunisie, dans les colonies françaises et les pays protégés.

La Direction des *Annales Économiques* en publie une édition revue et
corrigée tous les ans.

Prix.............. 3 fr. 50

LES SCIENCES BIOLOGIQUES EN 1889

MÉDECINE, HYGIÈNE, ANTHROPOLOGIE, SCIENCES NATURELLES, ETC.

Publiées sous la direction de :

MM. Charcot, Léon Colin, V. Cornil, Duclaux, Dujardin-Beaumetz, Gariel,
Marey, Mathias Duval, Planchon, Topinard, Trélat, Dr H. Labonne et
Egasse, secrétaires de la rédaction.

DEUXIÈME LIVRAISON

SOMMAIRE DE LA 2ᵉ LIVRAISON : Chimie médicale et biologique, par Ed. Egasse. — L'Anthropologie à l'Exposition de 1889, par le Dr Paul Topinard. — Les Races exotiques à Paris,
les Angolais (avec photogravures), par J. Deniker. — Les Eaux minérales en France
avant 1789, et de 1789 à nos jours, par Barthe de Sandfort. — Études microbiologiques.
Morphologie générale des bactéries, avec de nombreuses figures, par le Dr H. Dublef. —
Coup d'œil historique sur les idées dominantes en zoologie, depuis l'antiquité jusqu'à nos
jours, par le Dr H. Labonne. — Considérations sur l'hygiène infantile ancienne et moderne
(avec un grand nombre de figures), par les Drs Auvard et Pingat.

Cette publication formera un magnifique volume in-8 grand jésus, imprimé
à deux colonnes, de plus de 1000 pages, orné d'un nombre considérable de gra-
vures dans le texte; elle paraîtra par livraisons bimensuelles de 32 pages.

Prix de la livraison................ 1 fr. 25

L'ouvrage complet formera de 25 à 30 livraisons; on peut s'inscrire dès
maintenant au prix de 30 francs.

Le prix de l'ouvrage complet sera augmenté, pour les non-souscripteurs,
après l'achèvement de la publication.

Adresser les demandes : A M. le Directeur de la *Librairie scientifique et
Economique*, 4, rue Antoine-Dubois, PARIS.

LES ANNALES ÉCONOMIQUES

6e ANNÉE — TOME XI

La Revue paraît le 5 et le 20 de chaque mois

CONDITIONS D'ABONNEMENT

Paris: Un an, **20** fr.; Départements: Un an, **22** fr.; Étranger: Un an, **24** fr.

Prix du numéro, 1 fr. 50

Les Abonnements partent du 5 de chaque mois

On s'abonne sans frais dans tous les Bureaux de poste de France et de l'Union postale.

Ce Recueil est honoré de Souscriptions des Ministères du Commerce et de l'Industrie, de l'Agriculture, de la Marine et des Colonies, du Conseil municipal de Paris, des Grandes Administrations de l'État et des Principales Écoles de commerce de France et de l'Étranger; il figure également dans les Grandes Bibliothèques et dans les Cercles.

Armand MASSIP, *Directeur-Gérant;*
Émile BERR, membre de la Société d'économie politique, *Rédact. en chef;*
Louis MAGNÉ, *Secrétaire de la Rédaction.*

COMITÉ DE RÉDACTION

MM.

BARBE, député; BARBEY, ✳, sénateur; LÉON BOURGEOIS ✳, BURDEAU, ✳, député; E. CHABRIER, O ✳, administrateur de la Compagnie générale transatlantique; G. COMPAYRÉ, ✳, PAUL DESCHANEL, député; LÉON DONNAT, O ✳, membre du Conseil municipal de Paris; EUGÈNE ÉTIENNE, FÉLIX FAURE, ✳, députés; FERNAND FAURE; FOURNIER DE FLAIX, publiciste; GERVILLE-RÉACHE, député; ISAAC, sénateur; JAMAIS, député; JAURÈS, JOURDAN, ✳, directeur de l'École des Hautes Études commerciales; DE LANESSAN et A. PRADON, députés; ARTHUR RAFFALOVICH, O ✳, publiciste; JULES RUEFF, ✳, armateur; SABATIER, YVES GUYOT, député; E. LEVASSEUR, membre de l'Institut.

CORRESPONDANTS ÉTRANGERS :

MM.

V. MATAJA, professeur à l'Université de Vienne (Autriche); VAN HOUTEN, membre de la deuxième chambre des États Généraux de la Haye; J. WEILLER, ingénieur aux charbonnages de Mariemont et Bascoup (Belgique).

Les Annales Économiques contiennent :
Des études inédites émanant des écrivains des plus autorisés, sur toutes les questions d'économie politique et sociale;
Une analyse et un commentaire des principaux articles de revues, de journaux et de documents officiels ayant trait à l'économie politique;
Une revue générale de tous les faits économiques de la France et de l'Étranger;
Une chronique du mouvement financier : Budgets, Banques d'État, Établissements de crédit, Émissions, Chemins de fer, Affaires industrielles;
Une revue des Livres, des Congrès, des Sociétés et des Conférences.
Les Annales Économiques paraissent en livraisons de 100 pages; elles forment donc un volume de 1,200 pages, chaque semestre.
Grâce au prix très modique de l'abonnement, elles constituent le plus avantageux des ouvrages de vulgarisation économique qui ait été créé jusqu'ici.

RÉDACTION ET ADMINISTRATION
Place de l'École-de-Médecine, rue Antoine-Dubois, 4, PARIS

Le Mans. — Typographie Edmond MONNOYER.

www.ingramcontent.com/pod-product-compliance
Lightning Source LLC
Chambersburg PA
CBHW050443210326
41520CB00019B/6052